Marina Kähne

Blasenentzündung?
Nicht schon wieder!

Ein knackiger Erfahrungsbericht
mit Tipps zur Heilung eines nervigen Leidens

Impressum

Bibliografische Information der Deutschen
Nationalbibliothek:
Die Deutsche Nationalbibliothek verzeichnet diese
Publikation in der Deutschen Nationalbibliografie;
detaillierte bibliografische Daten sind im Internet
über http://dnb.dnb.de abrufbar.

Herstellung und Verlag: BoD – Books on Demand,
Norderstedt
ISBN: 978-3-7460-6273-0

Inhalt

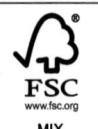

Ich war eigentlich nie krank ...

Im Gegenteil. Abgesehen von einer gelegentlichen Erkältung oder mal etwas Kopfweh fühlte ich mich immer wohl.

Dabei war ich nie ein Gesundheitsapostel. Ich aß zwar gerne Obst und Gemüse, liebte aber auch die deftige Küche mit Fleisch und Soße. Auch zu einem Wein, Bier oder Ouzo sagte ich meist nicht nein. Sportlich lag ich nach meiner Einschätzung im Mittelfeld.

Da ich einen Bürojob in Berlin hatte, mit der Bahn zur Arbeit fuhr und viel vor dem Rechner saß, nutzte ich die Mittagspause zur Bewegung. Ich erledigte dann einige Einkäufe in Läden, die bewusst etwas weiter weg lagen. Oder ich machte einfach einen ausgedehnten Spaziergang. Am Wochenende und manchmal auch nach der Arbeit ging ich eine Runde um einen der vielen Seen in der Nähe meines Wohnorts in Brandenburg. Im Großen und Ganzen war ich überzeugt, dass ich alles richtig machte. Bis mich dann mein Körper eines Besseren belehrte.

Wie alles begann

Es fing alles ganz harmlos an. Ich hatte in der Jugend und auch noch bis 40 kaum mit Blasenentzündungen zu tun. Wenn doch einmal, dann waren sie eher harmlos und gingen innerhalb von zwei Tagen wieder vorbei, ohne dass ich ärztliche Hilfe brauchte. Eine Heizdecke gegen das Ziehen und viel trinken reichte völlig aus.

So stellte ich mir das auch vor, als mich mit Mitte 40 die erste wirklich schlimme Attacke heimsuchte. Bereits in der Nacht merkte ich, dass die Blase gereizt war und ich ständig zur Toilette musste. Dennoch stand ich wie gewohnt auf und fuhr zur Arbeit. Glücklicherweise hatte mein Vorortzug eine Toilette an Bord, so dass ich die einstündige Fahrt zur Arbeit einigermaßen entspannt durchstand.

Die Strecke innerhalb Berlins mit der S-Bahn war dann schon weniger lustig. Der ständige Kampf gegen den Drang, schleunigst auf die Toilette zu müssen, trieb mir den Schweiß auf die Stirn. Meine Mitfahrer wunderten sich, dass ich so wortkarg war. Aber Blasenentzündung war kein Thema für den Zug, fand ich.

Ich murmelte etwas von einer Erkältung, die im Anzug sei. So ließen sie mich in Ruhe und rückten sogar noch ein Stück von mir ab, um sich nicht anzustecken.

Im Büro angekommen, verschwand ich schleunigst auf dem stillen Örtchen und wäre am liebsten gar nicht mehr raus gekommen. Aber ich riss mich zusammen und ging erst mal in die Küche, um mir eine Kanne Tee zu kochen. Viel trinken war wichtig, hatte ich gelesen.

Dann begann die ständige Pendelei zwischen PC und WC. Meine Kollegin, die inzwischen auch eingetroffen war, schaute mir mitleidig hinterher. Auch sie kannte aus eigener Erfahrung Blasenentzündungen von früher, erzählte sie mir und versuchte mich abzulenken.

Viel Erfolg hatte sie damit nicht. Das ständige Pochen, Ziehen und Brennen machte mich fast verrückt.

Schon vor der Mittagspause war ich genervt und fühlte mich elend. Es fiel mir schwer, mich auf den Job zu konzentrieren. Wenn das Telefon klingelte, hoffte ich, dass der Anrufer sich kurz fassen würde, damit ich wieder rechtzeitig zur Toilette flitzen konnte.

Auch andere Kollegen hatten inzwischen meine Not erkannt, ohne dass ich viel sagen musste.

Ihre Tipps und Sprüche wie „Du musst einfach versuchen, das zu unterdrücken, sonst reizt du die Blase noch viel mehr" oder „Trink am besten wenig, dann muss du nicht so oft raus" waren wenig hilfreich, wenn auch bestimmt nicht böse gemeint.

Keiner schien so richtig Ahnung vom Thema zu haben. Aber das hielt die meisten nicht davon ab, mein Leiden zu kommentieren. Das machte sich ja auch gut, wenn man selbst nicht in der gleichen Situation steckte.

Am Nachmittag flauten die Symptome dann etwas ab. Mit dem guten Gefühl, dass ich jetzt über den Berg wäre, fuhr ich nach Hause. Abends genehmigte ich mir noch ein Bier, um die Blase, wie ich dachte, etwas durchzuspülen.

Die Angst vor dem Blut

Das war überhaupt keine gute Idee. Als ich nachts aufwachte, merkte ich das sofort. Ich spürte, dass noch gar nichts vorbei war. Die Blase pochte wieder aufdringlich, und die gleiche Odyssee wie in der Nacht davor begann.

Als der Wecker klingelte, war ich wie gerädert. Dennoch wollte ich mich nicht unterkriegen lassen. Um die Bahnfahrt gut zu überstehen, ging ich kurz vorher noch mal zur Toilette – und erschrak gewaltig. Im Urin war deutlich Blut zu erkennen. Das konnte nichts Gutes bedeuten.

Ich rief im Büro an, meldete mich krank und ging gleich um 9 Uhr zu meiner Hausärztin, einer Internistin. Sie fragte nach meinen Beschwerden, und ich erzählte von der Blasenentzündung. Kurz erwähnte ich auch, dass ich Blut im Urin gesehen hätte. Sie sah mich überrascht an und meinte brüsk: Wie, deutlich sichtbares Blut? Na, dann kann es ja auch ein Tumor sein. Die bluten schließlich auch."

Ich war entsetzt. So knallhart wollte ich es nun doch nicht wissen.

Sicherlich, im schlimmsten Fall könnte es so sein. Aber wer geht schon gleich vom Schlimmsten aus?

Meine Ärztin schien da wenig Feingefühl zu haben. Auch ihre Beratung zum Thema Blasenentzündung fiel entsprechend wortkarg aus. Sie werde mir ein Antibiotikum geben und mal sehen, wie das wirke. Es sei heutzutage recht schwierig, auf Anhieb das richtige zu finden, da die Keime oft resistent seien, erklärte sie mir knapp.

Sie schrieb ein Rezept aus und schickte eine Probe meines Urins an ein Labor. Ende der Woche sollte ich noch mal wiederkommen, wenn das verordnete Antibiotikum aufgebraucht sei.

Aufgewühlt und ziemlich verärgert verließ ich mit meinem Rezept die Praxis.

Der Antibiotikum-Kreislauf

Das Antibiotikum wirkte. Beim nächsten Arztbesuch hatte ich keine Beschwerden mehr. Die Blase fühlte sich allenfalls noch etwas schwach an, das heißt, ich musste öfter als gewohnt zur Toilette.

Meine Ärztin war jedoch damit zufrieden und erklärte die Behandlung für beendet. Auf die Testergebnisse der eingesandten Probe kam sie nicht mehr zurück, glücklicherweise auch nicht auf das Tumor-Thema. Ich war erleichtert, als die Tür ihrer Praxis hinter mir ins Schloss fiel. So schnell würde sie mich nicht wiedersehen, schwor ich mir.

Leider hatte meine Blase dazu eine ganz andere Meinung. Es vergingen kaum zwei Monate, da spürte ich wieder das verhasste Ziehen. Ich blieb diesmal gleich zuhause im Bett. Heizdecke, roter Tee und Wasser sollten helfen, die Entzündung mit Hausmitteln in den Griff zu bekommen. Vor allem sollten sie mir den Besuch bei der rüden Ärztin ersparen.

Und es klappte. Woran es genau lag, konnte ich damals noch nicht abschätzen. Aus heutiger Sicht würde ich sagen, dass zwei Dinge positiv zusammenkamen: Ich bemerkte die Entzündung schon sehr früh und konnte gleich mit Gegenmaßnahmen beginnen. Außerdem gelang es mir anscheinend, die Keime mit sehr viel Flüssigkeit aus der Blase zu spülen. Ich trank damals bestimmt drei bis vier Liter an einem Tag, sowohl Wasser als auch Tee.

Es verging dann einige Zeit ohne Beschwerden. Ich wähnte mich schon in Sicherheit. Dann ging es plötzlich wieder los, diesmal auf der Arbeit. Woran es lag, kann ich nicht sagen. Wir hatten Hochsommer, deshalb schied eine Unterkühlung wohl aus. Diese hatte ich bei den beiden vorherigen Entzündungen als Ursache vermutet.

Ich zögerte diesmal nicht lange. Denn genau wie beim vorletzten Mal war wieder Blut im Spiel. Der Satz meiner Ärztin bezüglich des Tumors ging mir sofort wieder durch den Kopf. Nur zwei Straßen entfernt von meinem Arbeitsplatz hatte ein Urologe seine Praxis. Ich rief an und bekam umgehend einen Termin. Alles lief diesmal anders ab als bei meiner Internistin. Meine Urinprobe wurde sofort im Praxislabor untersucht.

Da „massig" Blut im Urin war, wie das Labor sich im Befund ausdrückte, untersuchte der Arzt erst einmal mit einem Ultraschallgerät die Harnblase und meine Nieren, um eine

Nierenbeckenentzündung auszuschließen. Als er aufmunternd „alles in Ordnung" sagte, fiel mir ein wahres Gebirge von der Seele. Anschließend erklärte er mir noch sorgfältig den Befund.

Er verschrieb mir ein Antibiotikum. Das sollte ich 5 Tage lang einnehmen und dann auf jeden Fall noch einmal zur Nachuntersuchung kommen. Der Arzt machte mir eindringlich klar, dass nach Ende der Antibiotikum-Einnahme mein Urin auf jeden Fall noch einmal auf mögliche Restbakterien untersucht werden müsse. Nur so könne er sicher sein, dass alle krankheitserregenden Bakterien wirklich beseitigt wären. Rein vom Körpergefühl her könne man das leider nicht unbedingt beurteilen.

So war es auch. Bei meiner Nachuntersuchung fragte er mich, ob ich vom Gefühl her sagen würde, dass meine Blase wieder in Ordnung wäre. Ja, bestätigte ich, denn ich fühlte mich fit und geheilt.

Aber das Testergebnis zeigte das Gegenteil. Es waren noch Restbakterien vorhanden. Also wurde die Therapie fortgesetzt. Erst beim nächsten Check war alles komplett in Ordnung.

Wie in aller Welt hatte dann damals meine Internistin feststellen können, dass alle Bakterien weg waren?

Natürlich gar nicht. Ich konnte im Nachhinein nur den Kopf schütteln und hoffen, dass nicht allzu viele Patienten mit Blasenentzündungen so schlechte Erfahrungen bei ihrem Hausarzt machten. Ich jedenfalls war froh, jetzt in fachkundigen Händen zu sein.

Meine Medikamente

Die Blasenentzündungen kehrten mit schöner Regelmäßigkeit wieder zurück. Oft vermiesten sie mir Kurzurlaube oder Wochenenden, die eigentlich zum Erholen gedacht waren.

Meine Laune sank immer auf den Nullpunkt, wenn ich das typische Ziehen in meiner Blase bemerkte. Ich brauchte unbedingt etwas, das ich auch unterwegs dabei haben konnte, und das so schnell wie möglich wirkte.

Anfangs versuchte ich es mit einem pflanzlichen Mittel aus Bärentraubenblättern. Der Vorteil war, dass man es rezeptfrei in fast jeder Apotheke bekam. Es half mir nur bedingt. Die Symptome ließen zwar etwas nach, dafür bekam ich aber Kopfschmerzen. Ich fühlte mich dann insgesamt noch elender. Also fragte ich meinen Arzt nach einer besseren Lösung.

Er schlug mir zwei Dinge vor. Zum einen ein Medikament, das seine Wirkung nur in der Blase entfalten sollte und den Darm unbehelligt ließ.

Nitrofurantoin hieß der Wirkstoff. Es sei ein Antibiotikum, das die Blase und die Harnröhrenschleimhaut gegen schädliche Bakterien abschirme, wie er mir erklärte.

Ich sollte es nehmen, sobald ich Anzeichen einer Blasenentzündung spürte.

Da es bei einigen seiner Patienten Übelkeit auslöste, empfahl er mir, es nach Möglichkeit abends vor dem Schlafengehen einzunehmen. Dann könne es über Nacht auch besser wirken und ich würde von eventuellen Beschwerden nichts mitbekommen.

Als zweites erzählte er mir von einer Impfung mit inaktiven Bakterienstämmen. Diese sei seit einigen Jahren auf dem Markt und würde die drei hauptsächlichen Verursacher der Blasenentzündung unschädlich machen. Allerdings werde sie nicht von der Kasse bezahlt, koste ca. 100 Euro und müsse jährlich aufgefrischt werden.

Ich hatte also die Wahl. Sie fiel auf das Medikament. Über die Impfung wollte ich lieber erst noch einmal nachdenken.

Mein Arzt gab mir einen entsprechenden Flyer mit und außerdem noch ein Blatt mit Übungen für die Beckenbodenmuskulatur. Wie bei vielen Frauen in den Wechseljahren, bei denen die Östrogene weniger werden, sei diese Muskulatur bei mir geschwächt und die Blase dadurch gesenkt, erklärte er mir. Das wiederum seien ideale Voraussetzungen für Bakterien, die nun einen noch kürzeren Weg von außen über den Harnleiter zur Blase hätten. Ich nahm mir fest vor, die Übungen zu machen.

Zu meiner Schande muss ich gestehen, dass es bei diesem guten Vorsatz blieb. Ich habe niemals eine einzige Übung gemacht. Warum das so ist, weiß ich nicht. Vermutlich liegt es daran, dass ich noch nie Gefallen daran gefunden habe, auf dem Teppich herumzuturnen. Sport gehört für mich nach draußen, in die Natur. Dafür waren die Übungen auf dem Blatt jedoch leider nicht geeignet.

Das Nitrofurantoin-Medikament war der ganz große Bringer. Es half bei mir hervorragend. Sobald ich nur eine einzige Tablette nahm, waren die Symptome innerhalb ganz kurzer Zeit verschwunden. Von Nebenwirkungen blieb ich komplett verschont. Nicht einmal unter Übelkeit, die viele andere häufig quälte, litt ich.

Ich konnte das Mittel problemlos auch tagsüber nehmen. Es war für mich ein wahres Wunderpräparat. Der große Negativpunkt blieb jedoch, dass es sich um ein Antibiotikum handelte. Auf Dauer war das keine Lösung.

Was Blasenentzündung begünstigt

Von einer Heilung auf lange Sicht war ich natürlich immer noch meilenweit entfernt. Ich hatte jetzt zwar die Auswirkungen der Blasenentzündung im Griff, aber nicht ihre Entstehung. Sie kam immer wieder, mal in längeren, mal in kürzeren Zeitabständen. Durchschnittlich etwa viermal im Jahr.

Ich versuchte herauszufinden, ob es spezielle Auslöser gab. Mir fiel auf, dass ich nach Rotwein besonders anfällig war. Konnte da etwas dran sein?

Ja, in der Tat. Ich recherchierte, dass Nahrungsmittel, die einen hohen Anteil an Histaminen haben, Blasenentzündungen vorantreiben können. Zu diesen Lebensmitteln zählte leider auch mein geliebter Rotwein. Ebenfalls auf der Negativliste waren Bier, Käse und Joghurt, alles Dinge, die ich gerne mochte. Auch vor Schokolade machte die Liste nicht halt. Schokoladenverzicht! Das ging doch gar nicht!

Ein Lichtblick war, dass nicht jeder Mensch auf alles gleichermaßen anspricht. Ich hoffte, dass es bei mir nur der Rotwein war. Bei den anderen Lebensmitteln hatte ich glücklicherweise bisher auch noch nie einen Zusammenhang bemerkt.

Weitere Empfehlungen waren, Säure bildende Getränke zu vermeiden, wenn man eine Blasenentzündung hatte. Dazu gehören Sprudelgetränke wie Cola oder Limo, aber auch Alkohol und Kaffee. Mein Bier zum Durchspülen der Blase war also eine echte Schnapsidee gewesen und hatte die Entzündung nur erneut aufflammen lassen. Auch auf Kaffee hatte ich im Büro trotz Blasenproblemen nicht verzichtet. Allerdings war ich kein exzessiver Kaffeetrinker. Eine oder zwei Tassen pro Tag waren mir immer genug. Den konnte ich also an solchen Tagen ohne Reue weglassen.

Ich kaufte mir ein kleines Heft, in das ich bei den ersten Anzeichen einer Blasenentzündung eintrug, was ich am Vortag gegessen und getrunken hatte.

Bis auf den Rotwein, der in einigen Fällen tatsächlich beteiligt war, konnte ich jedoch keine weiteren Übeltäter identifizieren.

Aber mir war unabhängig davon etwas anderes aufgefallen.

Schwache Blase durch Medikamente

Vor acht Jahren wurde bei mir Bluthochdruck festgestellt. Zur Senkung probierte die Internistin damals verschiedene Blutdrucksenker an mir aus.

Schließlich erwies sich ein Calciumantagonist vom Nifedipin-Typ als besonders erfolgreich. Diesen nahm ich fast sieben Jahre lang ein und vertrug ihn eigentlich ganz gut. Ich hatte keine Probleme mit seinen häufigen Nebenwirkungen wie Wassereinlagerungen an den Knöcheln, Kopfschmerzen oder Gesichtsrötungen.

Inzwischen habe ich meinen Blutdruck in den Griff bekommen und muss das Medikament nicht mehr nehmen. (Zu diesem Thema habe ich in einem anderen Buch geschrieben.)

Doch rückblickend fiel mir etwas auf. Die ersten schweren Blasenentzündungen hatte ich ungefähr zu der Zeit, als ich begann, den Calciumantagonisten gegen meinen hohen Blutdruck zu nehmen.

Kann es sein, dass Blutdruckmedikamente auch eine Wirkung auf die Blase haben, fragte ich mich?

Ja, so ist es tatsächlich. Ich habe inzwischen zu diesem Thema intensiv recherchiert und einiges herausgefunden.

Calciumantagonisten vom Nifedipin-Typ wirken, indem sie die Kanäle in der Wand der Gefäßmuskelzellen blockieren und verhindern, dass Kalzium in die Zellen einströmt. Dieses ist fürs Zusammenziehen der Muskeln notwendig. Dadurch, dass kein Kalzium einströmt, entspannen sich die Muskelzellen und die Blutgefäße werden erweitert. Die Durchblutung verbessert sich und der Blutdruck sinkt.

Calciumantagonisten haben diese entspannende Wirkung auf jede glatte Muskulatur. Da die Innenwand der Blase auch daraus besteht, kann diese Art der Blutdrucksenker direkt auf sie einwirken.

Durch ihre entspannende Wirkung schwächen Calciumantagonisten den Blasenmuskel und können zudem den Schließmuskel der Blase so weit entspannen, dass er nicht mehr hundertprozentig dicht hält.

Im besten Fall merkt man das kaum, im schlimmsten Fall kommt es zu einer Inkontinenz. Auf jeden Fall aber können Bakterien dadurch leichter in die Blase eindringen.

Auch die Beckenboden-Muskulatur kann durch die Wirkung eines Calciumantagonisten in Mitleidenschaft gezogen werden.

Durch den Spannungsnachlass sinkt die Blase nach unten, wie es auch bei meiner der Fall war. Dadurch kann sie sich an einigen Stellen ausbuchten, so dass immer ungewollt eine Restmenge an Harn zurück bleibt. Dort können sich Bakterien besonders gut und ungestört festsetzen. Auch diese Ausbuchtung war bei mir vorhanden.

Ich kann nicht mit letztendlicher Sicherheit sagen, inwieweit das Medikament an den Blasenentzündungen Schuld war. Vermutlich war die Entzündung immer eine Kombination aus verschiedenen Faktoren, an denen das Blutdruckmedikament mit beteiligt war.

Nachdem ich es abgesetzt hatte, traten die Blasenentzündungen zwar anfänglich immer noch auf. Ich würde aber vermuten, dass der Körper erst einmal etwas Zeit brauchte, um sich zu regenerieren.

Auch wenn es allgemein heißt, dass Calciumantagonisten den Körper nicht in eine Abhängigkeit bringen, habe ich es selbst anders erlebt. Mein Körper brauchte sehr wohl einige Zeit, bis er sich auf den „Entzug" eingestellt hatte. Es wäre auch erstaunlich, wenn man den plötzlichen Wegfall eines gefäßerweiternden Medikaments nicht spüren würde.

Auch für die betroffene Muskulatur entsteht eine neue Situation. Ich würde also die Verbesserung meiner jetzigen Blasensituation durchaus mit dem Wegfall des Calciumantagonisten in Zusammenhang bringen.

Übrigens haben auch viele andere Medikamente negative Auswirkungen auf die Blase. Zu ihnen zählen Diuretika zur Entwässerung, Alpha-Rezeptorenblocker und ACE-Hemmer, beide auch wie Calciumantagonisten Mittel gegen Bluthochdruck, Schmerzmittel wie Indometacin gegen Rheuma oder Arzneimittel gegen Depressionen.

Wenn man einige dieser Präparate auch noch in Kombination einnimmt, kann das durchaus ein entscheidender Grund für häufige Blasenentzündungen sein.

Es lohnt sich auf jeden Fall, mit dem Arzt darüber zu sprechen. Denn es gibt zu jedem Medikament immer eine Alternative, am besten allerdings eine natürliche.

Ich selbst konnte meinen Calciumantagonisten absetzen, da ich meinen Bluthochdruck auf andere Weise in den Griff bekommen hatte. Doch das ist ein anderes Thema.

Es gab noch eine Menge weiterer Gründe, die bei meinen Blasenentzündungen eine Rolle spielten. Auch zwischenmenschliche ...

Sex oder der Partner als Ursache

Dass man beim Sex logischerweise mit Keimen und Bakterien in Berührung kommt, ist klar. Normalerweise wird der Körper aber ohne Probleme damit fertig.

Allerdings schien das bei mir nicht immer der Fall zu sein. Obwohl ich hinterher meist gleich zur Toilette ging, um möglichst schnell alle Bakterien wieder los zu werden, gelang mir dies offensichtlich nicht. Spätestens in der darauffolgenden Nacht ging es wieder los mit dem Brennen und Ziehen in der Blase.

Ich bekam langsam eine Aversion gegen Sex. Und schlimmer noch: Irgendwie machte ich in Gedanken auch meinen Mann dafür verantwortlich. Ich fand es ungerecht, dass ich mich mit Schmerzen herum quälen musste, während er seinen Spaß und nie irgendwelche Symptome hatte. Schließlich wäre es auch möglich, dass er Keime an mich weitergibt, kam mir in den Sinn. So hatte ich insgeheim meinen Schuldigen gefunden. Ich erfand Ausreden, um mich möglichst oft um den Sex herumzudrücken. Ihn direkt darauf anzusprechen, war ich allerdings zu feige. Er hingegen nicht.

„Sag mal, willst du jetzt Sex bis an dein Lebensende vermeiden, nur weil du dich vor einer Blasenentzündung fürchtest?" hielt er mir vor.

Ich war überrumpelt und schaltete sofort in den Verteidigungsmodus um. „Du hast leicht reden. Ich bin ja schließlich die, die sich immer herumquälen muss. Du denkst wahrscheinlich, ich bin wehleidig. Aber hab du mal dieses ständige Stechen und Brennen."

Ich hatte mich richtig in Rage geredet. „Am liebsten würde ich mich verkriechen und nur im Bett bleiben. Aber nicht mal das geht, weil ich ständig aufs Klo muss. Und das für ein paar läppische Tropfen, nach denen es hinterher meist noch schlimmer ist."

Ich hätte am liebsten geheult, so viel Mitleid hatte ich mit meiner schrecklichen Lage. „Außerdem habe ich jedes Mal Angst, dass wieder Blut dabei ist. Was, wenn die Ärztin doch recht hat und es ist was Schlimmes?"

Mein Mann war jetzt ehrlich entsetzt. „Mach dir doch nicht solche Gedanken! Der Urologe hat doch eine Sonographie gemacht und nichts festgestellt. Komm, lass uns mal überlegen, was wir noch machen können. Diese ewigen Antibiotika machen dich ja scheinbar auch nicht gesünder."

Da hatte er voll ins Schwarze getroffen. Ich sträubte mich inzwischen innerlich auch schon dagegen.

Ohne Frage sind Antibiotika zwar als Ersthilfe wichtig, wenn die Infektion stark ist und die Gefahr besteht, dass sie bis in die Nieren vordringt. Aber andererseits prangern Wissenschaftler nicht umsonst weltweit an, dass wir alle viel zu schnell und zu oft Antibiotika verschrieben bekommen und nehmen. Das traurige Ergebnis ist, dass inzwischen schon viele Bakterienstämme immun sind, und es werden ständig mehr.

Von multiresistenten Keimen haben wir alle schon gehört, meist in Verbindung mit Krankenhäusern. Aber auch bei Blaseninfektionen können sie eine Rolle spielen. Es sind Keime, gegen die kein derzeitig erhältliches Antibiotikum mehr hilft. Das meinte meine Internistin auch, als sie sagte, es sei inzwischen schwierig, das richtige Mittel gegen meine Blaseninfektion zu finden.

Außerdem schützen Antibiotika nicht vor Neuinfektionen. Im Gegenteil. Ich hatte den Eindruck, dass ich mit ihnen erst recht einen Teufelskreis in Gang gesetzt hatte.

Außerdem schwächen sie das Immunsystem. Denn sie machen nicht nur alle bösen

Bakterien in der Blase platt, sondern zusätzlich auch die nützlichen. Sie können leider nicht zwischen Gut und Böse unterscheiden. Neben den Bakterien in der Blase zerstören sie auch noch zu allem Überfluss die nützlichen Darmbakterien. Dass diese entscheidend für ein intaktes Immunsystem sind, weiß jeder, seit der Darm durch Giulia Enders Charme bekommen hat.

Nach jeder Antibiotika-Behandlung ist das Immunsystem komplett aus dem Tritt und muss erst mühsam wieder aufgebaut werden. Oft merkt man es daran, dass man sich zusätzlich noch Pilzinfektionen einhandelt oder gleich noch eine Erkältung.

Mein Mann und ich sahen uns an und dachten beide dasselbe: Es muss doch auch ohne Antibiotikum gehen! Also starteten wir gemeinsam mit der Recherche.

Vorbeugen ist besser als heilen

Diese uralte Weisheit kommt einem aus den Ohren heraus, weil man sie viel zu oft hört. Wahr ist sie jedoch trotzdem. Doch wo sollte ich anfangen?

Nur den Rotwein weglassen, war bestimmt nicht das Heilmittel. Er trieb zwar die Entzündung voran, war aber nicht der Auslöser. Auch das Eindringen von Bakterien konnte ich sicherlich nicht gänzlich vermeiden. Aber minimieren wäre ja schon einmal ein Anfang.

Ich überlegte, was ich ohne großen Aufwand verbessern könnte. In der kalten Jahreszeit gab es da einiges. Ich kaufte mir vernünftige Isolationssohlen für meine Stiefel und Leggins zum Drunter ziehen für die Fahrten zur Arbeit. Beides konnte ich im geheizten Büro ausziehen und abends für die Heimfahrt wieder anziehen.

Auch beim Wandern kam unter die Wanderhose eine kurze Laufhose, um den Unterkörper und die Nieren warm zu halten. Das funktionierte gut und war auch nicht störend bei der Bewegung.

Wenn ich trotz allem doch einmal durchgefroren nach Hause kam, was im

Winter durch eingefrorene Weichen bei der Bahn keine Seltenheit war, nahm ich mir eine Heizdecke mit auf die Couch oder ins Bett und wärmte mich damit auf. Auch die heiße Badewanne war einer meiner Lieblingsorte, um zu entspannen und die Durchblutung anzukurbeln.

Außerdem erhöhte ich mein Trinkpensum. Auf der Arbeit stellte ich mir jeden Morgen eine Liter-Karaffe mit Wasser auf den Schreibtisch, egal ob Sommer oder Winter. Bis Mittag musste sie ausgetrunken sein. Dann wurde sie noch einmal nachgefüllt. Hinzu kamen noch Tee im Winter oder Fruchtsaft-Schorlen im Sommer.

Auf zwei Liter Flüssigkeit pro Tag kam ich jetzt spielend, eher sogar auf etwas mehr. Dies hatte einen entscheidenden Vorteil. Ich musste zwar öfter als früher zur Toilette, spülte dadurch aber Keime schneller wieder aus der Blase heraus als vorher. Sie hatten jetzt durch die geringe Verweildauer nicht mehr so gute Möglichkeiten, sich festzusetzen.

Hygiene

Mir fiel ein, dass der Urologe gesagt hatte, Hygieneprobleme könne man bei mir bestimmt ausschließen. Stimmt, das sah ich auch so. Ich duschte jeden Morgen und schäumte mich kräftig ein. Allerdings hatte meine Gynäkologin mir vor einiger Zeit, als ich mit einer Pilzerkrankung bei ihr war, erklärt, dass zu viel Reinigung im Intimbereich nicht gut sei. Sie meinte, Wasser würde völlig ausreichen. Es gäbe nichts, was sich in diesem Bereich nicht mit warmem Wasser lösen ließe. Und wenn Waschlotion oder Duschgel, dann bitte nur pH-neutral. Alles andere würde die Abwehrkräfte der Schleimhaut verringern.

Ihren Rat hatte ich bisher nie so recht beherzigt, denn mein Gute-Laune-Duschgel wollte ich morgens einfach nicht missen. Als Kompromiss beschloss ich, beim Einseifen wenigstens mal für eine Weile den Intimbereich auszulassen und nur mit viel warmem Wasser abzuspülen.

Ich merkte schon bald, dass es genau so war, wie meine Ärztin gesagt hatte. Nichts roch oder fühlte sich ungepflegt an. Das warme Wasser leistete die gleiche Arbeit wie Seife oder Duschgel, ohne wie diese die Hautbalance zu zerstören.

Da eine Blasenentzündung bei mir, wie auch bei den meisten anderen, durch Darmbakterien entstand, versuchte ich zusätzlich beim Toilettengang immer von vorne nach hinten zu wischen. Außerdem verwendete ich feuchtes Toilettenpapier, wenn ich den Eindruck hatte, dass trockenes nicht ausreichend säuberte.

Da Darmbakterien auch beim Sex in die Harnröhrenmündung gelangen können, versuchte ich immer möglichst schnell danach die Blase zu entleeren, um sie herauszuspülen. Manchmal kam ich mir dabei allerdings ziemlich unromantisch vor. Aber ich sagte mir, dass kurz mal weg zur Toilette besser sei als lange keinen Sex wegen Blasenentzündung. Das sah mein Mann ohne Frage genauso.

Mein letzter Beitrag zur Hygiene war die Unterwäsche. Alles aus Synthetik verbannte ich in die hinterste Ecke der Wäscheschublade. Schön waren sie ja, die Dessous aus Kunstfasern, und sexy. Aber eben kein guter Verbündeter im Kampf gegen fiese Blasenbakterien.

Baumwolle war deutlich besser und somit jetzt erst einmal angesagt.

Ich hatte schon einiges im Schrank, das gar nicht so hässlich aussah. Das kramte ich für den Anfang hervor. Unabhängig davon beschloss ich, ab jetzt beim Shopping die luftige Synthetik-Reizwäsche links liegen zu lassen und den hautfreundlichen Baumwoll-Bereich zu sondieren. Markenhersteller hatten bestimmt inzwischen auch Schöneres als Feinripp im Angebot, da war ich mir sicher.

So war es auch. Die meisten meiner neu erworbenen Sachen aus Baumwolle konnte ich sogar bei 60 Grad waschen und somit den Bakterien endgültig den Garaus zu machen. Hygienemäßig sollte dies erst einmal reichen, fand ich.

Jetzt war ich neugierig, was mein Mann herausgefunden hatte. Täglich kämpfte er sich heroisch durch die Fachforen im Internet zum Thema Blasenentzündung, um mir zu helfen. Er selbst litt nie unter dieser fiesen Krankheit. Anatomisch haben Männer eben in der Hinsicht den besseren Deal mit der Natur gemacht. Die Bakterien haben es deutlich schwerer, die männliche Blase zu erreichen. Allerdings wird die Anfälligkeit beim Mann ab 50 auch größer, da bei vielen dann die Prostata wächst.

Dies ist bei den meisten ein natürlicher Alterungsprozess und keine Krankheit.

Schuld ist ein Ungleichgewicht der Sexualhormone. Durch eine vergrößerte Prostata kann es zur Einengung der Harnröhre kommen, so dass die Blase sich nicht mehr komplett entleert. Hierdurch siedeln sich Bakterien an, die zur Blasenentzündung führen, wie bei der Frau.

Sie ist beim Mann dann allerdings weitaus schmerzhafter, allein schon, weil die Harnröhre länger ist und sich somit noch mehr Gewebe entzündet.

Zusätzlich besteht das große Risiko, dass beim Mann durch die Blasenentzündung Komplikationen eintreten. Es können sich weitere Organe entzünden, vor allem die Prostata und die Samenleiter, aber auch die Nieren und Nebenhoden.

Männer müssen also bei einer Blasenentzündung auf jeden Fall zum Arzt, auch wenn ihnen das noch viel weniger lieb ist als den Frauen. In diesem Fall sollten sie jedoch nicht den Helden spielen. Das könnte fatale Folgen haben.

Männer brauchen insgesamt auch eine höhere Menge Antibiotikum als Frauen und durchlaufen eine längere Behandlungszeit.

Dies nicht, weil sie in der Regel größer sind als Frauen, sondern weil außer der Blase auch die Prostata von den Bakterien befallen ist. Dadurch ist mehr Gewebe erkrankt, das ausheilen muss.

Stärkung der Abwehrkräfte

Das Problem bei einer Blasenentzündung sind nicht die Bakterien, sondern die geschwächten Abwehrkräfte des eigenen Körpers. So lautete das Fazit meines Mannes. „Du musst deine Immunabwehr stärken", forderte er. Dabei wedelte er mit einer Liste vor meiner Nase herum. Ich konnte flüchtig Worte wie Vitamin D, Zink, Cranberry und D-Mannose erkennen. Das klang mir eher nach einer Erkältungstherapie.

Als er meinen skeptischen Blick sah, grinste er und stellte eine Flasche Cranberry-Direktsaft auf den Tisch. Jetzt war ich als Versuchskaninchen gefragt.

Da ich bei allen Lebensmitteln experimentierfreudig bin und mir weder Sauerkraut- noch Rote Bete-Saft Schauer über den Rücken jagen, sah ich dem Cranberry-Experiment mit gespannter Neugier entgegen. Der Saft war mir auch nicht ganz unbekannt.

Cranberry-Saft

Cranberry-Saft habe ich vor diesem Experiment auch schon gekauft. Allerdings machte ich immer den Fehler, nach der preiswerten, verdünnten Sorte mit relativ viel Zucker zu greifen.

Dieser Saft bewirkte gar nichts, im Gegenteil. Da Zucker leider die ideale Nahrung für Bakterien ist, war er eher kontraproduktiv.

Also probierte ich diesmal die von meinem Mann gekaufte Bio-Variante mit 100 Prozent Fruchtsaft und ohne Zucker. Mit 6 bis 7 Euro ist der Liter zwar teuer, dafür aber auch wirksam.

Dass Cranberrys Entzündungen bekämpfen können, haben inzwischen viele Studien belegt. Sie sind reich an Antioxidantien und können besonders Bakterien wie E. coli stoppen, die bei Blasenentzündungen eine große Rolle spielen.

Zur Stärkung meiner Blase begann ich mit einem halben Liter täglich. Das behielt ich zwei Wochen lang bei und reduzierte dann für zwei weitere Wochen auf einen viertel Liter. Nach meinem Gefühl war die Blase anschließend entspannter. Sie fühlte sich endlich mal wieder ganz normal an.

Kein unterschwelliges Ziehen, keine gelegentlichen Stiche, einfach nur – gar nichts. Das war schon einmal ein guter Start.

Ich beschloss, im Frühjahr versuchsweise ein paar Cranberrys im Garten anzupflanzen. Da sie auch mit Böden zurechtkommen, auf denen sonst nicht viel wächst, fand ich sie für unseren Garten prima geeignet. Mehr als einen sonnigen Standort und ordentlich Wasser brauchen sie nicht, auch keinen Dünger. So eine genügsame Pflanze war ganz nach meinem Geschmack. Zudem sollte sie einen Meter pro Jahr wachsen und ab Oktober dann herrlich rote Beeren liefern.

Roh schmecken die Früchte allerdings extrem sauer und bitter. Deswegen am besten den Saft verdünnen oder mit natürlichem Zuckerersatz wie Stevia oder Xylit süßen. Auch das Trocknen der Beeren funktioniert, dann werden sie ebenfalls angenehmer im Geschmack. Es gibt sie auch im Handel zu kaufen, allerdings muss man dann aufpassen, dass sie nicht gezuckert sind.

Doch jetzt stand erst einmal der Winter vor der Tür. Das grau-trübe Nieselwetter des Novembers ging gerade in Graupelschauer und Schneematsch über. Das war genau die Zeit, die meine Blase und ich am meisten hassten. Die Feuchtigkeit und Kälte kriecht dann immer in schöner Regelmäßigkeit die Beine hoch, wenn man sich wieder einmal beim Warten auf Bus oder Bahn die Beine in den Bauch steht.

Auch die Schuhe sind selten so wasserdicht wie in der Werbung angepriesen. Dann noch morgens im Dunkeln raus und abends im Finsteren wieder zurück – das hebt nicht gerade die Laune. Ich brauchte also unbedingt etwas für gute Abwehrkräfte und gegen schlechte Stimmung.

Gegen den Winterblues sollte ein ganz spezielles Vitamin helfen. Darüber hatte ich einiges in Gesundheitsforen und Zeitschriften gelesen. Es wurde das Sonnenschein-Vitamin genannt. War es vielleicht auch für meine Blasenprobleme geeignet?

Ich spannte wieder meinen Mann für eine tiefere Recherche ein. Nicht, dass ich gar keine Ahnung hätte, wie man das Internet befragt. Aber manches kann er eben deutlich schneller und besser. Das gebe ich offen und ehrlich zu. Warum also nicht seine Stärken nutzen, noch dazu, wenn sie unentgeltlich, freiwillig und mit dem Wunsch zu helfen zur Verfügung stehen.

Während mein Mann mit der Recherche zu Vitamin D3 beschäftigt war, nahm ich unsere Ernährung unter die Lupe. Vielleicht ließe sich auch auf diesem Weg etwas erreichen. Denn die Bakterien fanden scheinbar immer ein passendes Milieu in meiner Blase vor, um sich häuslich einzurichten. Damit sollte jetzt Schluss sein. Ich schwor mir, ihnen einen Strich durch die Rechnung zu machen.

Unsere Ernährung war deutlich zu säurelastig und auch nicht ganz so ballaststoffreich, wie es Ernährungsexperten gerne sehen würden. Auf die wünschenswerten 30 Gramm Ballaststoffe pro Tag kamen wir nicht, höchstens auf die Hälfte. Das war allerdings auch schon weit mehr als die meisten täglich erreichen.

Wir waren die typischen Allesesser. Wurst, Fleisch und Käse standen immer auf unserem Einkaufszettel. Allerdings auch alle Arten von Gemüse, Obst und Fisch, denn wir waren beide experimentier- und entdeckerfreudig beim Essen. Dennoch schafften wir es nie ganz, auf Fleisch zu verzichten.

Es war einfach schwer, seine Gewohnheiten komplett umzustellen. Zumindest sollte es uns aber doch gelingen, den Konsum deutlich herunterzufahren. Da war ich mir sicher.

Vor allem, wenn das dazu beitragen konnte, meine Blasenentzündung in den Griff zu bekommen. Je mehr pflanzliche Kost ich in unsere Ernährung einbaute, umso weniger anfällig wären wir für bakterielle Infektionen. Das erschien mir logisch.

Abgesehen davon, dass Obst und Gemüse wichtige sekundäre Pflanzenstoffe, Vitamine und Mineralstoffe enthalten, waren sie auch wichtige Basenlieferanten. Diese brauchte ich für mein nächstes Vorhaben.

Die Blase basischer machen

Ich hatte gehört, dass die neuesten Behandlungsmethoden nicht mehr darauf abzielen, den Harn in der Blase noch saurer zu machen, als er ohnehin schon ist. Früher war dies das Mittel der Wahl. Man versprach sich durch den hohen Säuregrad ein Absterben der Bakterien. Das stimmt auch. Allerdings betrifft das nach heutigen Erkenntnissen nicht alle Bakterienarten. Manche werden dadurch sogar noch resistenter.

Besonders E. coli, der häufigste Verursacher von Blasenentzündungen, ist ein äußerst anpassungsfähiges Bakterium. Es kommt hervorragend mit einem sauren Milieu zurecht und kann auch bei einer Erhöhung des Säurewertes gut überleben.

Deshalb fahren Forscher jetzt einen gegenteiligen Ansatz: Sie raten zur pH-Wert-Erhöhung des Harns.

Das kann man prima und auf sehr gesunde Weise über die Nahrung machen. Je mehr Lebensmittel vom Tier, also Fleisch und Milchprodukte, oder Süßes und Weißmehlprodukte, wie Weißbrot und Nudeln, wir essen, desto saurer wird unser Urin.

Um das Verhältnis umzudrehen und den Zeiger in den basischen, also nicht so sauren Bereich zu verschieben, muss man viel Obst, Gemüse und Salat essen. Sie alle werden basisch im Körper verstoffwechselt und senken somit den Säuregehalt des Harns.

In der nun weniger sauren Umgebung können Bakterien nicht mehr so gut überleben. Sie sterben ab. Für E. coli ist das der Untergang. Wichtig ist also, beim Arzt zu erfragen, welche Bakterien zur eigenen Blasenentzündung geführt haben. Sind es, wie bei mir, in erster Linie E. coli, kann eine Ernährungsumstellung viel bringen.

Ich habe als besonderes basisches Lebensmittel die Süßlupine für mich entdeckt. In der veganen Küche ist sie schon gut bekannt, aber ich hatte bisher noch nicht viel von ihr gehört. Erst bei meiner Suche nach basischen Lebensmitteln stieß ich auf diese alte Pflanze, die jetzt wieder den Weg in die moderne Küche gefunden hat.

Sie hat für mich als häufig Blasen-Kranke einen riesigen Vorteil: Ihr Eiweiß ist ein rein basisches Eiweiß. Das heißt, es ist nahezu frei von Harnsäure bildenden Purinen. Außerdem ist sie ein gesundheitlicher Alleskönner.

Die Proteine der Süßlupine enthalten alle acht essenziellen Aminosäuren. Darüber hinaus ist sie frei von Lactose, Gluten und Cholesterin.

Auch die Wirkung der Cranberrys wird besser, wenn der Harn nicht so sauer ist. Sie können dann durch ihren sekundären Pflanzenstoff Proanthocyanidin noch besser verhindern, dass sich Bakterien an die Blasenwand andocken. Sie sind zwar selbst auch leichte Säurebildner, ihre Vorteile überwiegen nach Ansicht der Forscher aber diesen Nachteil.

Es lohnt sich auf jeden Fall, den Säure-Basen-Haushalt auszubalancieren. Denn die Leistungsfähigkeit unseres Immunsystems hängt direkt damit zusammen. Manchmal verläuft eine Blasenentzündung schon weniger schlimm oder tritt den Rückzug an, wenn es einem gelingt, den Harn im Tagesverlauf immer wieder mal auf basische Werte zu bringen.

Mit pH-Messstreifen kann man rasch herausfinden, ob der Urin basisch oder sauer ist. Sie ermitteln, wie viel saure Substanzen aus dem Körper gespült werden.

An ihnen kann man auch sehr schnell erkennen, dass eine vegetarische Ernährung eher zu basischen und Fleischverzehr eher zu sauren pH-Werten führt.

Die Teststreifen sind allerdings nicht geeignet, um Rückschlüsse auf den Säurewert des Blutes zu ziehen oder darauf, ob man insgesamt „übersäuert" ist.

Antioxidantien gegen Entzündungen

Ein anderer Vorteil der pflanzlichen Ernährung sind die Antioxidantien. Davon haben Sie sicherlich schon gehört. Sie fangen freie Radikale weg.

Freie Radikale entstehen auf ganz normale Weise durch Stoffwechselvorgänge in unserem Körper. Sie können allerdings sowohl das Gewebe als auch unsere DNA zerstören, wenn sie nicht gebunden werden. Sie beschleunigen dann außerdem unsere Alterung und lösen Krankheiten aus.

Eine wichtige Gruppe der Antioxidantien sind die Polyphenole. Sie kommen in fast allen Pflanzen vor. Beim schwarzen Tee sind sie beispielsweise für den herben Geschmack verantwortlich. Bei Früchten und Gemüsen sorgen sie für die bunte Vielfalt. Sie schenken Kirschen, Weintrauben und Aprikosen ihre rote, blaue und gelbe Farbe.

Polyphenole sind ein guter Freund im Kampf gegen Blasenentzündungen. Untersuchungen haben gezeigt, dass Menschen mit einem hohen Polyphenolspiegel eine gute Immunabwehr haben.

Deshalb habe ich mich auf die Suche nach dem besten Produkt mit der höchsten antioxidativen Wirkung gemacht.

Das beste Antioxidans kommt aus der Weintraube. Es wird aus den Kernen der roten Sorte gewonnen. Man kann es in Form von Traubenkernmehl oder als Extrakt kaufen.

Ich habe bei meiner Biobäckerei im Internet, bei der ich besondere Backmehle kaufe, einen Beutel Traubenkernmehl bestellt und ein wenig damit experimentiert. Es ist ein reines Naturprodukt.

Am liebsten gebe ich es in unsere Smoothies, einen Teelöffel auf einen halben Liter Flüssigkeit. Es macht ihn noch gesünder und färbt ihn zudem schokoladenbraun. Auch bewirken die Früchte in meinem Smoothie durch ihr Vitamin C, dass die antioxidative Wirkung des Traubenkernmehls noch verstärkt wird.

Wenn man selbst Brot backt, kann man auch einen Teelöffel mit in den Teig geben. Dann bekommt das Brot einen schönen, dunklen Ton. Aber bitte die Dosierung nicht übertreiben, sonst wird der Geschmack zu bitter.

Wer mit Mehl nicht so viel anfangen kann, dem empfehle ich Traubenkernextrakt. Man bekommt es in Form von Kapseln als Nahrungsergänzungsmittel.

Nachdem ich nun unsere Ernährung basischer gemacht und mit natürlichen Radikalfängern aufgepeppt hatte, war ich gespannt, was mein Mann zum Thema Vitamin D3 herausgefunden hatte. Es war in der Tat Erstaunliches, was er zu berichten hatte.

Früher wurde Vitamin D fast ausschließlich bei Säuglingen eingesetzt, um das Risiko, an Rachitis zu erkranken, in Schach zu halten. Das ist auch heute noch so. Fast alle Babys erhalten vorsorglich Vitamin-D-Präparate, egal, ob sie gestillt oder mit der Flasche ernährt werden. Denn selbst Muttermilch enthält nur geringe Mengen an Vitamin D, die für die Versorgung eines Säuglings nicht ausreichen.

Viel überraschender fand ich aber, dass es eine Empfehlung gibt, in Zukunft nicht nur Säuglinge, sondern alle Kinder und Jugendlichen mit zusätzlichem Vitamin D zu versorgen. Sie produzieren selbst zu wenig davon, weil sie kaum noch zum Spielen rausgehen.

Grundschüler verbringen inzwischen etwa neun Stunden am Tag sitzend drinnen und nur eine Stunde aktiv draußen.

Auch bei den 11- bis 15-Jährigen schafft es nur ein Drittel noch, sich mindestens eine Stunde täglich und fünf Mal die Woche draußen zu bewegen. Das finde ich erschreckend.

Vitamin D – Sonnenschein im Winter

Mir war gar nicht klar, wie schlecht es um den Vitamin D-Spiegel der Deutschen insgesamt bestellt ist. Mehr als 60 Prozent haben ein Vitamin-D-Mangel.

Andererseits ist das aber auch gar nicht so verwunderlich, wenn man bedenkt, dass es nur über die Haut bei Sonneneinstrahlung produziert werden kann.

Da viele wie ich einen Bürojob haben und den größten Teil des Tages in geschlossenen Räumen bei Kunstlicht verbringen, sind die Chancen für den Körper, Vitamin D zu bilden, ziemlich mau.

Ich bin zwar in der Mittagspause oft draußen, aber dann gut bekleidet und geschützt durch Tages- und Körpercreme mit Lichtschutzfaktor. Dadurch ist es meiner Haut fast unmöglich, Vitamin D zu produzieren.

Die Lichtschutzfilter haben zwar auch ihr Gutes. Sie verhindern Sonnenbrand und Hautalterung.

Allerdings ist Vitamin D für den Körper so wichtig, dass es klug wäre, täglich für eine Viertelstunde auf das Eincremen zu verzichten und sich unbekleidet in die Sonne zu legen.

Aber wer kann das schon und macht es dann auch?

Hinzu kommt, dass die Sonneneinstrahlung in unseren Breiten auch nur zwischen April und September für eine ausreichende Vitamin-D-Produktion geeignet ist. Die restlichen Monate, also Herbst und Winter, gibt es keinen Nachschub mehr. Da muss der Körper von dem zehren, was er vorher eingelagert hat. Denn er besitzt die Fähigkeit, dieses Vitamin im Fettgewebe zu speichern, jedoch natürlich nur, wenn man im Frühjahr und Sommer genügend davon eingefahren hat. Das ist leider bei den wenigsten von uns der Fall. Zudem können dunkelhäutige Menschen weniger Vitamin D produzieren als hellhäutige. Außerdem nimmt im Alter die Vitamin-D-Produktion der Haut ab.

Um genau zu wissen, wie es um den eigenen Vitamin-D-Spiegel bestellt ist, kann man beim Arzt einen Test machen lassen. Oder man bestellt einen im Internet. In beiden Fällen kostet er ca. 30 Euro. Denn auch beim Arzt ist der Test nicht kostenfrei, da die Krankenkassen ihn bisher nicht übernehmen.

Sollte sich allerdings herausstellen, dass man unter Vitamin-D-Mangel leidet, wird es auf Rezept verordnet und muss von der

Krankenkasse bezahlt werden. Verständlich also, dass die Kassen nicht bestrebt sind, die Tests zu übernehmen.

Es lohnt sich jedoch auf jeden Fall, einen Test zu machen. Denn auch schon ein milder Vitamin-D-Mangel hat Auswirkungen. Man weiß inzwischen, dass dieses Vitamin eine Schlüsselfunktion in unserem Körper hat. Es ist an Tausenden von Vorgängen in unseren Zellen beteiligt und sorgt für ein intaktes Immunsystem und die Abwehr von Infekten. Außerdem verbessert es das Bindegewebe und wirkt somit auch einer Blasensenkung entgegen, wie sie in meinem Fall der Urologe attestiert hatte.

Das waren alles gute Gründe für mich, meinen Vitamin-D-Spiegel überprüfen zu lassen.

Das Ergebnis war eindeutig: Ich hatte einen Wert von knapp 20 Mikrogramm pro Liter und somit einen zu niedrigen Vitamin-D-Gehalt im Blut. Bei einem Wert von 35 bis 60 Mikrogramm pro Liter spricht man erst von einer ausreichenden Vitamin-D-Versorgung. Sinkt der Wert unter 20 Mikrogramm pro Liter, bezeichnen Experten dies als Mangel.

Diesen Wert weisen übrigens mehr als die Hälfte aller Deutschen nach dem Winter auf.

Auch im Sommer füllen viele ihren Vitamin-D-Tank nicht wieder auf. Das liegt zum einen an der wenigen Zeit, die im Freien verbracht wird. Andererseits sicher auch daran, dass den meisten ihr niedriger Vitamin-D-Spiegel gar nicht bewusst ist. Sie wundern sich nur, dass sie häufig erkältet sind und sich Infektionen einfangen.

Auch wir, die ständig mit wiederkehrenden Blasenentzündungen zu kämpfen haben, sind ein gutes Beispiel dafür. Letztendlich ist es die Immunabwehr unseres Körpers, die in diesem Fall nicht funktioniert.

Vitamin D kann man kaum in ausreichender Menge über die Nahrung zu sich nehmen. Nennenswerte Mengen des Vitamins finden sich nämlich nur in fettem Seefisch wie zum Beispiel Lachs, Hering oder Makrele. Es ist zwar auch in Eiern oder Milch enthalten, jedoch nur in geringen Mengen.

Um den empfohlenen Bedarf zu decken, müsste man entweder mindestens drei bis vier Mal pro Woche fetten Fisch essen oder täglich zehn Eier verzehren. Alternativ kann man auch fünf Liter vollfette Milch pro Tag trinken. All dies brächte aber die Kalorienbilanz ordentlich ins Trudeln.

An Sonnenlicht und Aufenthalt im Freien kommt man deshalb nicht vorbei. Die meisten von uns schaffen es aber auch damit nicht. Dann ist ein Vitamin-D-Präparat notwendig, wenn sie einen Mangel vermeiden wollen.

Alternativen zum Antibiotikum

Natürlich helfen vorbeugende Maßnahmen erst auf längere Sicht. Ist man akut von einer Blasenentzündung betroffen, braucht man sofortige Hilfe.

In meinem Fall war es mein Nitrofurantoin-Medikament, das immer gleich Besserung brachte. Nur half es leider nicht, die endlose Spirale der chronischen Blasenentzündungen zu durchbrechen.

Ich wollte deshalb weg vom Antibiotikum und hin zu natürlichen Hilfsmitteln. Diese mussten allerdings auch die Fähigkeit besitzen, schnell zu wirken und vor allem alle Bakterien zu erwischen. Immerhin war meine Hausärztin gut darin, plastisch auszumalen, was passieren könnte, wenn ich eine Blasenentzündung verschleppte.

War meine Internistin schon eine gute Angsteinjagerin, so wurde sie von meinem Urologen noch mühelos übertroffen. Er schilderte mir die Folgen eines Antibiotikum-Verzichts in düstersten Bildern. Es könne passieren, dass die Blasenentzündung nicht sorgfältig ausheile, leitete er seinen Vortrag ein.

Okay, das leuchtete mir ein, und das wollte ich auf keinen Fall. Durch die Bakterien könne Blasengewebe absterben und die Blase schrumpfen, fuhr er ungerührt fort.

Das hörte sich überhaupt nicht gut an. Mir wurde schon ganz mulmig. Noch schlimmer wäre es, dozierte er, wenn die Bakterien in die Nieren aufstiegen und sich im Nierenbecken festsetzten. Dann komme es zu einer Nierenbeckenentzündung und einer Infektion der oberen Harnwege. Nun bestünde die Möglichkeit, dass sich die Bakterien über den Blutkreislauf im gesamten Körper verbreiten. Eine Blutvergiftung könne die Folge sein und es wäre leicht vorstellbar, was dann passiere …

Ich glaube, es gibt nur wenige Patienten, die mein Urologe damit nicht abgeschreckt hätte. Trotz allem schien mir der Umkehrschluss, dass es nur mit einem Antibiotikum geht, falsch. Sicher war es wichtig, die Bakterien aus der Blase herauszubekommen.

Aber das konnte doch hoffentlich nicht nur ein Antibiotikum, oder? So kam ich auf D-Mannose.

D-Mannose

Von D-Mannose las ich im Internet. Ich hatte vorher noch nie davon gehört. Was war das eigentlich?

Ein natürlicher Einfachzucker, wie sich herausstellte. Er kommt in Früchten wie Pfirsichen, Äpfeln, Orangen, Preiselbeeren und Blaubeeren in kleinen Mengen vor. Er wird kaum verstoffwechselt und hat deshalb auch keine Auswirkungen auf den Blutzucker. Insofern können ihn auch Diabetiker einnehmen.

Die Wirkung von D-Mannose ist ziemlich einfach. Die Hauptverursacher von Blasenentzündungen, E. Coli Bakterien, heften sich wie mit winzigen, klebrigen Ärmchen an die Innenwand der Harnblase. Dort halten sie sich so fest, dass sie nicht einfach mit dem Urin ausgeschieden werden können.

Jetzt kommt die Mannose ins Spiel. Wenn man sie einnimmt, geht sie ins Blut, fließt mit ihm geradewegs zur Niere und geht dort in den Harn. Dieser ist jetzt mit Mannose angereichert. Die Mannose im Urin setzt sich nun auf die E. coli Bakterien und klebt daran fest. Da sie an dem E. coli sogar noch besser haftet als das E. coli an der Blasenwand, lässt dieses los und klammert sich an die Mannose. Und damit ist es um die E. Coli Bakterien geschehen. Sie werden jetzt ganz einfach mit dem Harn aus dem Körper heraus und die Toilette hinunter gespült. Weg sind sie!

Das funktioniert wirklich. Ich habe es getestet. Als wieder einmal eine Blasenentzündung im Anzug war, habe ich mir D-Mannose-Kapseln mit Zink bestellt. 365 Kapseln kosteten nicht einmal 35 Euro. Die Kombination mit Zink kam mir sinnvoll vor, da er zusätzlich das Immunsystem stärkt und zu einem besseren Säure-Basen-Verhältnis beiträgt. Es geht aber natürlich auch ohne Zink.

Ich habe drei Kapseln pro Tag, alle auf einmal, mit einem großen Glas Wasser genommen. Jede Kapsel enthielt 1500 mg D-Mannose sowie 5,4 mg Zink. Das war die empfohlene Tagesdosis. Wichtig ist noch zu erwähnen, dass ich die Kapseln nach Möglichkeit immer vor dem Schlafengehen nahm, damit die D-Mannose gut wirken kann. Wenn ich nachts dann doch mal zur Toilette musste, habe ich noch zwei Kapseln extra eingenommen.

So wollte ich sicherstellen, dass immer genug Mannose in der Blase vorhanden war, um die Bakterien an sich zu binden.

Schon nach den ersten drei Kapseln waren am nächsten Morgen fast alle Symptome der Blasenentzündung vorbei. Um sicher zu gehen, dass alle Bakterien herausgeschwemmt werden, nahm ich die nächsten drei Tage auch noch jeweils drei Kapseln. Danach war alles vorüber.

Ich war restlos begeistert. Am unbezahlbarsten war für mich das Gefühl, dass ich es ohne Antibiotikum geschafft hatte. Kein schlechtes Gewissen mehr wegen der Nebenwirkungen, keine Angst mehr vor einer Resistenz. Endlich hatte ich ein Mittel gefunden, dass alle positiven Eigenschaften verbindet und alle negativen außen vor lässt. Außerdem kann man es problemlos auch vorbeugend einsetzen. Wenn ich also das Gefühl habe, eine Blasenentzündung könnte im Anmarsch sein, nehme ich meine drei Kapseln.

Das erste Mal habe ich D-Mannose vor einem halben Jahr wegen einer akuten Blasenentzündung genommen. Danach nur noch zweimal, als ich den Eindruck hatte, die Blase wäre wieder gereizt. Seitdem ist es zu keiner Entzündung mehr gekommen.

Ich habe von anderen Frauen erfahren, dass sie regelmäßig jeden Tag prophylaktisch drei Kapseln nehmen, damit die Blasenentzündung auf keinen Fall zurückkommt. Das mache ich vorerst nicht. Ich will sehen, ob es auch mit einer zielgerichteten Einnahme gelingt, den Kreislauf der immer wiederkehrenden Entzündungen zu durchbrechen.

Bisher klappt es ohne Probleme. Ich bleibe weiter dran. In der Regel hatte ich früher zwei bis drei Entzündungen pro Quartal. Wenn ich es nun schaffe, ein ganzes Jahr ohne eine einzige Blasenentzündung zu überstehen, bin ich über den Berg. Davon bin ich überzeugt. Auch das halbe Jahr, das ich bisher geschafft habe, ist schon ein Segen. Ich glaube, dass inzwischen meine Harnwege und die Blase erheblich gesundet sind. So fühlt es sich jedenfalls an.

Früher hatte ich oft den Eindruck, dass die Blase gereizt war. Auch wenn die Entzündung durch ein Antibiotikum faktisch nicht mehr vorhanden war, kam mir meine Blase doch irgendwie schwach und anfällig vor. Immer wieder pikste oder ziepte sie und sofort war wieder die Angst vor einer erneuten Bakterienattacke da.

Jetzt geht es mir wirklich gut. Sicherheitshalber habe ich zwar nach wie vor ein paar D-Mannose-Notfall-Kapseln dabei, wenn ich verreise. Aber ich sehe meinen freien Tagen jetzt ganz entspannt entgegen.

Am Ende wird alles gut

Zwei Dinge waren für mich bei der Heilung meiner chronischen Blasenentzündungen von entscheidender Bedeutung: D-Mannose gegen die Bakterien in der Blase und die Stärkung meines Immunsystems.

Ich würde dem zweiten Punkt sogar die größere Bedeutung beimessen. Zwar bin ich mir bewusst, dass die Anfälligkeit für Blasenentzündungen von vielen Faktoren abhängig ist. Der Hormonhaushalt kann dabei eine Rolle spielen, ebenso anatomische Ursachen, die genannten E. Coli Bakterien, Pilze, Viren oder Parasiten, aber auch Nebenwirkungen von Medikamenten.

Letzten Endes jedoch kommt es zur eigentlichen Entzündung durch einen Defekt der körpereigenen Schutzschicht der Blaseninnenwand.

Das heißt, das eigene Immunsystem leistet keine gute Arbeit. Die Abwehrmechanismen der Blase funktionieren nicht ausreichend.

Deshalb ist es nicht damit getan, die Bakterien in der Blase nur immer wieder zu beseitigen, im schlimmsten Fall mit einem Antibiotikum, im besseren Fall mit D-Mannose.

Das sollte nur eine vorübergehende Maßnahme sein. Viel wichtiger ist es herauszufinden, warum das eigene Immunsystem so schwach ist.

Ich habe in diesem Buch nur Fakten aufgeschrieben, die bei mir persönlich zum Erfolg geführt haben. Es war mir wichtig, lediglich über Dinge zu berichten, die ich selbst erfahren und ausprobiert habe. Selbstverständlich gibt es noch etliche andere Maßnahmen bei chronischen Blasenentzündungen, die bestimmt auch helfen, dieses nervige Leiden zu mildern. Aber dieses Buch soll keine sachliche Abhandlung aller Heilungsansätze sein.

Es war mir vielmehr ein Bedürfnis, all das weiterzugeben, was mir auf dem Weg von ständiger Krankheit zu dauerhafter Gesundheit geholfen hat. Denn was mich gesund gemacht hat, das kann auch bei Ihnen Erfolg haben. Mit gutem Gewissen kann ich alle meine Maßnahmen empfehlen.

Ich kann mit meinen Ratschlägen keinen Arztbesuch ersetzen. Das will ich nicht und das wäre auch fahrlässig.

Aber ich möchte Sie ermuntern, sich weniger auf die Standardmedizin als viel mehr auf Ihren eigenen Körper zu verlassen.

Wenn er Ihnen signalisiert, dass alle herkömmlichen Behandlungsmethoden nicht anschlagen, dann will er, dass Sie andere Wege beschreiten. Und die sind gar nicht so schwer zu gehen, wie Sie an meinem Beispiel gesehen haben.

Ich wünsche Ihnen schnellstmögliche Gesundheit und einen raschen Ausstieg aus dem Karussell der ewig wiederkehrenden Blasenentzündungen.

Sie schaffen das, davon bin ich überzeugt!